ESSAI

SUR LE

TRAUMATISME

CHEZ LES ALBUMINURIQUES

PAR

Jean-Baptiste-Albert MANTEY

DOCTEUR EN MÉDECINE DE LA FACULTÉ DE PARIS

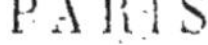

PARIS

ALPHONSE DERENNE

52, Boulevard Saint-Michel, 52

1881

ESSAI

SUR LÉ

TRAUMATISME

CHEZ LES ALBUMINURIQUES

PAR

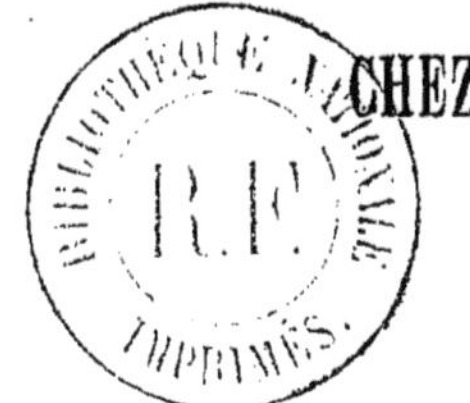

Jean-Baptiste-Albert MANTEY

DOCTEUR EN MÉDECINE DE LA FACULTÉ DE PARIS

PARIS

ALPHONSE DERENNE

52, Boulevard Saint-Michel, 52

1881

ESSAI

SUR LE

TRAUMATISME

CHEZ LES ALBUMINURIQUES

PAR

Jean-Baptiste-Albert MANTEY

DOCTEUR EN MÉDECINE DE LA FACULTÉ DE PARIS

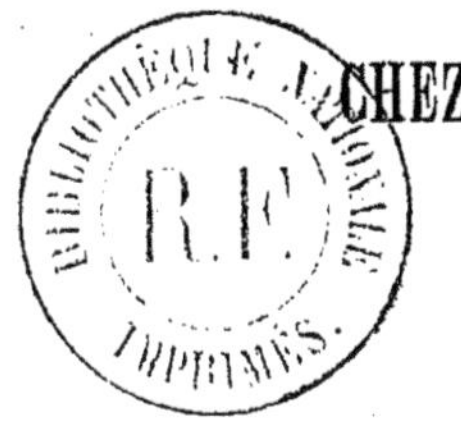

———————

PARIS

ALPHONSE DERENNE

52, Boulevard Saint-Michel, 52

1881

A LA MÉMOIRE DE MA MÈRE

A MON PÈRE

A MON FRÈRE ET A MA BELLE-SŒUR

A TOUS MES PARENTS

A MON PRÉSIDENT DE THÈSE

M. LE PROFESSEUR GOSSELIN

Chirurgien de l'hôpital de la Charité,
Membre de l'Institut (Académie des sciences),
Membre de l'Académie nationale de médecine,
Commandeur de la Légion d'Honneur.

Hommage respectueux.

A MON MAITRE

M. POTAIN

Professeur de clinique médicale à la Faculté de Médecine,
Médecin de l'hôpital Necker,
Chevalier de la Légion d'Honneur.

Témoignage de profonde reconnaissance.

A MES AUTRES MAITRES DES HOPITAUX

ESSAI

SUR LE TRAUMATISME

CHEZ LES ALBUMINURIQUES

INTRODUCTION

Depuis les travaux de Paget et de Verneuil, l'influence réciproque des diathèses et des maladies générales sur le traumatisme et du traumatisme sur l'apparition de certains accidents dus à des maladies générales, mais qui ont besoin d'une cause occasionnelle pour se manifester, est devenue un des objets les plus intéressants de la pathologie chirurgicale.

Aujourd'hui, les chirurgiens ne se bornent plus à étudier isolément les traumatismes ; le terrain sur lequel ces traumatismes ont lieu est l'objet des préoccupations les plus sérieuses de tous les cliniciens.

On ne se contente plus, en effet, de voir dans le blessé un malade chirurgical, division absolument arbitraire, et que les études plus approfondies de pathologie devaient nécessairement condamner.

L'application de ces notions générales n'a pas été faite

seulement à l'étude de la marche du traumatisme accidentel, elle est aussi l'objet de la plus grande attention lorsque, dans certains cas douteux, il faut choisir entre plusieurs interventions chirurgicales, et, pour ne citer qu'un exemple, on sait combien il est tenu compte, lorsqu'il s'agit de choisir entre la taille et la lithotritie, de l'état d'intégrité des voies urinaires.

Ce n'est que par la connaissance chaque jour plus approfondie de l'influence de la maladie sur le traumatisme qu'on pourra arriver à asseoir le pronostic sur des bases plus solides, vu qu'on considérera non-seulement le traumatisme, mais le malade, et, c'est en tenant compte de tous les éléments du problème chirurgical, qu'on peut arriver à faire de la saine thérapeutique.

La question du traumatisme et des maladies générales est très vaste, et nous n'avons que la modeste intention d'y apporter notre petite part contributive.

C'est plutôt un essai sur un point de pathologie générale chirurgicale qu'une étude complète, dont nous ne possédons pas encore les éléments, qui sera l'objet de ce travail.

Parmi les maladies constitutionnelles, le mal de Bright est certainement une de celles qui modifient le plus la marche et les terminaisons ordinaires des traumatismes.

Cette action se manifeste de deux façons différentes, soit: 1° en enlevant aux tissus leur résistance physiologique, soit : 2° en arrêtant le processus de réparation et exposant les malades à des complications les plus graves, lorsqu'un traumatisme accidentel ou opératoire survient chez de tels individus ; et ces complications peuvent être ou bien locales, et ne modifier que la marche et la durée de la réparation, ou bien générales, et déterminer alors, à une époque peu avancée de la maladie, des accidents qui n'auraient pas éclaté, si le traumatisme n'avait point eu lieu.

Dans ce dernier cas, le traumatisme agit en aggravant les désordres pathologiques propres à la maladie générale.

Dans le mal de Bright, et nous employons cette expression dans le sens le plus vaste, d'autres accidents peuvent encore apparaître à l'occasion d'un traumatisme ; les modifications qui surviennent dans la composition du sang, par suite de l'albuminurie, sont par elles-mêmes la source des complications qui appellent toute l'attention du praticien.

L'hypo-albuminose, en diminuant la plasticité du sang, prédispose à des hémorrhagies d'autant plus redoutables que les moyens d'hémostase les plus naturels sont difficilement obtenus.

De là encore, un rapport entre la gravité de ces accidents et le moment où survient le traumatisme.

Par ce qui précède, on se rend facilement compte du nombre et de l'importance des questions de pronostic et de thérapeutique que l'albuminurie soulève.

Vouloir les résoudre toutes serait trop de prétention de notre part. Cependant, nous espérons qu'en profitant de l'enseignement des maîtres qui se sont le plus occupés de cette question, et des observations recueillies dans ces derniers temps, quelques-uns de ces points de pathologie trouveront une solution satisfaisante.

CHAPITRE PREMIER

HISTORIQUE

Les travaux de Marchal (de Calvi), sur la tendance gangréneuse du diabète, ont ouvert la série des études de pathologie générale appliquée à la chirurgie.

Chevers (1) a continué ces études par ses recherches sur les causes de mort après les traumatismes. Celles-ci l'ont amené à conclure que les lésions viscérales devaient être surtout incriminées dans les terminaisons funestes des traumatismes ; et, parmi ces lésions, les affections rénales occupent la première place.

Tous les auteurs qui se sont occupés de l'albuminurie n'ont pas manqué de signaler, ne serait-ce qu'incidemment, l'influence fâcheuse de cette maladie sur le traumatisme.

Gubler (2), dans son article *Albuminurie*, consacre un chapitre spécial à cette question dont il attribue la priorité à Rayer.

Il signale l'apparition de la gangrène chez les néphrétiques, aussi bien à la suite d'érosions spontanées de l'épiderme distendu par l'œdème qu'après des piqûres, des brûlures superficielles, ou même de simples pressions des décubitus.

1. *Guy's Hospital Reports*, 2ᵉ série, vol. I, p. 78.
2. *Dict. encycl. des sc. méd.*, vol. II, p. 502.

Sir James Paget (1), qui a étudié avec un si grand succès l'influence des diathèses et des maladies générales sur les suites des opérations chirurgicales, est, sans contredit, l'auteur qui se soit le plus occupé, à l'étranger, du sujet que nous traitons.

En France, nous avons les remarquables travaux de M. le professeur Verneuil et de ses élèves, en particulier, de MM. Berger (2), Bouilly (3) et Zantiotis (4).

Nous compléterons cette énumération, en mentionnant une intéressante communication de M. Carlaz (5) à la Société clinique en 1876, et une autre communication faite par M. Terrillon (6), dans la même année, au Congrès de l'Association française pour l'avancement des sciences.

L'albuminurie gravidique a été l'objet d'un certain nombre de travaux, parmi lesquels nous croyons devoir citer la thèse inaugurale de M. Blot en 1849, un mémoire présenté à l'Académie de médecine par M. Imbert-Gourbeyre et la thèse de M. Cornillon soutenue à la Faculté en 1872.

1. Leçons cliniques chirurgicales.

2. Thèse d'agrégation, Paris 1875.

3. *Rapport du traumatisme et des affections constitutionnelles.* Arch. gén. de méd., 1877.

4. *Relations entre l'albuminurie et les affections chirurgicales* (Thèse, Paris 1869).

5. *Bull. Soc. clinique*, 1877, p. 29.

6. *Compte-rendu, Congrès Ass. française.* Clermont-Ferrand, 1876, p. 714.

CHAPITRE II

CONSIDÉRATIONS DE PHYSIOLOGIE PATHOLOGIQUE SUR LES TROUBLES NUTRITIFS DES ALBUMINURIQUES.
PATHOGÉNIE.

Une des conséquences les plus certaines de l'albuminurie est la modification histo-chimique aboutissant à cette double condition morbide, qui ne manque jamais, lorsque l'albuminurie est durable.

D'une part, la déperdition anormale de l'albumine déterminant une altération quantitative dans la composition du sérum, et d'autre part, l'excrétion insuffisante de l'urée, dont le terme extrême est l'urémie, mais auquel le mal de Bright ne conduit qu'après une période plus ou moins longue.

Ces deux modifications, coexistant toujours, déterminent une dyscrasie, une véritable cachexie, et, en enlevant au sérum ses propriétés normales, privent les tissus de leur nutrition physiologique.

La diminution des globules (1), véhicules de l'oxygène, ajoute aux troubles nutritifs un des éléments les plus puissants de dyscrasie.

Que les conséquences de cette modalité morbide soient une altération dans la composition des tissus et une dimi-

1. Cuffer (Thèse de doctorat).

nution dans leur résistance, c'est là un fait aussi compré-
hensible en théorie que confirmé par la clinique.

Il y a plus, dans certaines formes du mal de Bright,
dans la néphrite parenchymateuse, les œdèmes sont com-
muns, le tissu cellulaire, infiltré par une sérosité altérée
par la présence de l'urée ou de ses dérivés, sels ammonia-
caux, sels de potasse, etc., se trouve dans les conditions
aussi défavorables que possible au point de vue de la réparation.

Non-seulement le plasma est altéré, non-seulement, les
tissus eux-mêmes sont mal nourris, mais l'établissement
d'une circulation collatérale se fera toujours dans de mauvaises conditions, les vaisseaux étant comprimés par l'in-
filtrat.

Nous trouvons donc dans cette variété d'albuminurie,
combinées à la fois les mauvaises conditions nutritives des
tissus œdématiés avec la dyscrasie due à l'altération de la
sérosité.

Il va de soi, que plus on approchera de la période d'urémie, plus les troubles nutritifs seront profonds, et, par suite,
plus l'action du traumatisme sera elle-même grave.

Ne faudrait-il point attribuer à la période de l'albuminurie, pendant laquelle surviennent les traumatismes, une influence décisive sur la marche de ceux-ci ? Cette hypothèse
nous semble autorisée par la gravité relativement moindre
de certains traumatismes chez les femmes atteintes d'albuminurie gravidique.

On pourrait nous objecter l'existence des phénomènes
urémiques chez les femmes enceintes comme une preuve
que l'altération cachectique est portée à sa plus haute ex-

pression, car, dans cette variété d'albuminurie, l'urémie survient vite ; or, si les troubles ont une marche rapide, ils n'altèrent pas si profondément l'organisme que l'albuminurie vulgaire.

Nous en avons la preuve dans la rapidité avec laquelle la guérison est obtenue dans les cas favorables.

CHAPITRE III

DES TRAUMATISMES LÉGERS CHEZ LES BRIGHTIQUES.

C'est à l'occasion des traumatismes légers qu'on a pu observer l'action fâcheuse de l'albuminurie sur la résistance des tissus.

Dans certains cas, comme dans la si intéressante observation de M. Verneuil que nous publions plus loin, c'est une saignée qui a été la cause de l'accident inflammatoire et gangreneux de la plus haute gravité.

D'autres fois, les accidents sont survenus sans l'existence d'une solution de continuité, la compression légère produite par la pelote d'un bandage herniaire a suffi dans un cas pour déterminer des eschares profondes.

L'observation de M. Carafi recueillie dans le service de M. Polaillon en est un exemple.

Dans d'autres circonstances, ce sont des piqûres faites dans un but thérapeutique, sur des tissus œdématiés, qui ont provoqué des phlegmons et des gangrènes.

Tous ces faits sont la conséquence de cet aphorisme : la plus légère irritation sur des tissus dont la vitalité est amoindrie suffit pour y déterminer les plus graves désordres.

Lorsqu'il s'agit de tissus simplement mal nourris, inanitiés, chez des personnes dont tout l'organisme est malade, les phénomènes morbides sont déjà assez accusés, mais si on ajoute que les tissus des brightiques sont infiltrés de substances irritantes et nocives, qu'y a-t-il d'étonnant à ce que des causes légères soient suivies d'effets redoutables?

C'est ici surtout que le clinicien a besoin d'être servi par ses connaissances générales, afin d'éviter des interventions opératoires, dont les conséquences seraient d'autant plus regrettables qu'elles auraient pu être évitées.

OBSERVATION I

Saignée chez un albuminurique, phlegmon du membre supérieur, mort. Observation de M. le professeur Verneuil, *Gazette des hôpitaux*, 11 février 1869.

V., 34 ans, belge, carrier, de bonne constitution, entré à Lariboisière le 10 décembre 1868, salle Saint-Augustin, n° 8. Cet homme, dont l'intelligence est fort obtuse, fournit les renseignements suivants: il a toujours joui d'une bonne santé, mais sa profession l'expose à se refroidir alors que son corps est en sueur. Il dit être sobre, ne boire jamais d'eau-de-vie et consommer à peine avec sa femme, un litre de vin par jour. En novembre 1868, il s'est foulé le poignet et a gardé le repos pendant quelques jours. Vers la fin du mois et sans cause connue, il accuse du malaise et constate que sa face et tout son corps présentent un léger gonflement. Une sage-femme lui promet de le guérir et lui pratique une saignée du bras, probablement, le 1er décembre. V... rentre chez lui et ressent dès le lendemain, dans le bras des douleurs vives accompagnées d'une tuméfaction considérable, un phlegmon diffus se déclare et suit sa marche sans autre secours que des applications de cataplasmes. Un médecin appelé alors que le membre est parsemé d'eschares, se contente de pratiquer des injections ; il attribue les accidents à l'impureté de la lancette et l'affirme dans un certificat que nous avons eu sous les yeux.

Voici ce que nous constatons lors de l'entrée du malade : Vaste phlegmon diffus du bras gauche, envahissant le bras jusqu'à l'insertion du deltoïde et la moitié supérieure de l'avant-bras. Il est resté confiné dans la couche sous-cutanée. Huit ouvertures dont plusieurs offrent de 4 à 5 centimètres d'étendue, livrent passage à des flots de pus et à des lambeaux de tissu cellulaire mortifié. La peau est largement décollée dans les intervalles. L'état général est mauvais. Face pâle, lèvres décolorées, expression d'hébétude. Pouls petit, fréquent, peau chaude, sans sécheresse, un peu de constipation, ventre souple ; cependant la langue est humide et le malade réclame avec des larmes de la nourriture dont on l'a privé depuis plusieurs jours. On prescrit un purgatif, l'excision des débris sphacelés et des injections chlorurées.

Le lendemain, on examine les urines, qui sont d'un brun sale et renferment manifestement une certaine proportion de sang. Elles contiennent une forte proportion d'albumine. Le précipité obtenu s'accumule au fond du tube et en remplit environ le quart. C'est alors que l'on recueille les antécédents qui prouvent l'existence d'une albuminurie antérieure à la saignée. On ne trouve de glycose ni alors ni dans les examens suivants.

On prescrit des bains de bras d'une heure, deux fois par jour, des badigeonnages iodés aux limites du phlegmon, des cataplasmes émollients. Repos au lit. Alimentation substantielle que le malade affamé réclame toujours avec ardeur.

Le 23. — Les urines ont toujours conservé la même coloration, l'albumine a cependant diminué.

Le 24. — Poussée érythémateuse couvrant tout le bras avec douleurs, malaise, fièvre. Point de bourrelet périphérique comme dans l'érysipèle, teinte livide de la peau envahie. Même teinte des bourgeons charnus, suppuration diminuée et de mauvaise nature. Purgatif.

A deux reprises différentes, ces poussées érythémateuses se reproduisent et chaque fois l'urine devient simultanément plus sombre et plus chargée d'albumine.

Les forces, que l'alimentation avait paru rétablir baissent sensible-ment, la langue se sèche, l'appétit disparaît. Soif vive, nausées soir et matin, frissons erratiques, œdème des pieds et des jambes, un peu de bouffissure de la face. Ballonnement du ventre, peut-être un peu d'as-cite, mauvais aspect du bras gauche, nulle tendance à la cicatrisation malgré les pansements les plus minutieux. Le cœur, le foie sont exa-minés avec soin et nous ne trouvons rien. La palpation dans la région rénale est à peine douloureuse. Pour combattre la congestion rénale et l'albuminurie, on prescrit le 20 décembre, le tannin à la dose de 1 gramme et 125 grammes de vin de quinquina.

Cette médication modifia de la manière la plus prompte et la plus fa-vorable l'état local et aussi les urines, car depuis longtemps, tout en renfermant encore beaucoup d'albumine, elles ont repris une limpidité parfaite.

Au bras, disparition complète du gonflement, de la rougeur et des douleurs. Les poussées érythémateuses ont cessé. La suppuration s'est presque tarie, et la peau s'est recollée en quelques jours. Les perfora-tions de petite dimension se sont rapidement comblées, puis cicatri-sées. Il ne reste que trois plaies d'ailleurs fort réduites et recouvertes de bourgeons charnus d'assez bon aspect qui fournissent à peine quel-ques grammes de pus.

Ce changement dans l'état local a été des plus surprenants, et au-jourd'hui les vestiges de phlegmon diffus sont presque insignifiants.

Malheureusement, la maladie générale n'a pas suivi une marche aussi favorable : l'œdème s'est généralisé. Il existe actuellement une ascite volumineuse, les fonctions digestives sont languissantes, et il a paru nécessaire de supprimer le tannin après huit jours.

25 janvier. — On administre en ce moment un peu de quinquina, les frictions sèches sur toute la surface du corps, matin et soir, les bains de vapeur tous les jours.

Le malade est triste, abattu, souvent somnolent, toujours indiffé-rent. Il n'accuse aucune douleur et soupire seulement après le retour de ses forces et de son appétit. Tout porte à croire que l'état cachectique dans lequel il se trouve se terminera prochainement par la mort.

OBSERVATION II

Eschares de la région lombaire produites par la pression des pelotes d'un bandage herniaire, déjà usé, chez un albuminurique. Tétanos. Mort. Autopsie. Observation recueillie dans le service de M. le docteur Polaillon, à l'hôpital de la Pitié, par M. Carafi, interne des hôpitaux (inédite).

Le nommé Frère, Théophile, âgé de cinquante-sept ans, garçon mégissier, entre à l'hôpital de la Pitié, salle Saint-Gabriel, n° 22, le 15 octobre 1879.

Ce malade se plaint d'avoir vu apparaître depuis quelques jours deux grandes plaies produites par un bandage herniaire qu'il porte depuis plusieurs années, pour maintenir deux hernies inguinales très anciennes.

Nous examinons le bandage avec le plus grand soin, et nous sommes étonné du degré modéré de serrement qu'il peut développer. Nous l'avons déjà dit, le ressort était ancien, et le temps avait diminué sa force élastique. Nous étions donc très surpris de voir qu'une cause aussi insignifiante ait pu déterminer les lésions que nous allons décrire.

État actuel. — Le malade présente deux eschares symétriques situées à la région lombaire et répondant, comme forme et volume, aux pelotes du bandage herniaire. Ces eschares sont assez profondes, surtout la gauche, et sont recouvertes par la peau complètement sphacelée.

D'ailleurs, très peu de réaction locale, l'état général du malade ne présente de prime abord rien d'anormal ; il a assez d'embonpoint, il n'accuse pas d'œdème ; le cœur nous paraît normal. Nous avons examiné ses urines qui étaient moyennement abondantes, claires, ne donnant pas de dépôts ; par l'anayse chimique, nous avons constaté la présence de l'albumine en assez grande quantité (les flocons occupaient le sixième de la hauteur du tube). Point de sucre dans les urines.

Pansement phéniqué.

Le 24 octobre. — Les eschares commencent à se détacher vers leur périphérie. Le malade s'est aperçu d'une difficulté pour ouvrir la bouche, mais il ne s'est pas plaint de ce symptôme.

Le 25, au matin, le trismus était très accusé, rien du côté de la nuque. Le soir les muscles de la nuque étaient pris.

Température 37°7, pouls 88.

Prescription. — Injection de 2 centigrammes de morphine, potion avec hydrate de chloral 3 grammes.

Les urines ont été examinées ce matin, le précipité albumineux paraît être un peu plus abondant que lors du premier examen.

Le 26 au matin, opisthotonos, extension de la tête, spasmes du pharynx, impossibilité absolue d'écarter les mâchoires ; la peau est couverte d'une sueur abondante.

Prescription. — 3 grammes de chloral en trois lavements d'un gramme chaque. Potion avec hydrate de chloral 3 gr.

Pouls 120, température axillaire 37°,8.

Le 26 soir à 6 h., la température est à 39°,5 ; le pouls à 158 ; les crises se répètent à de très courts intervalles ; la peau est inondée de sueur, injection de chlorhydrate de morphine 2 centigrammes, deux lavements de chloral, de 1 gr. chaque, à 11 heures et à 1 heure du matin ; à 11 heures du soir le pouls est à 128, injection de 2 centigrammes de morphine, à partir de 3 heures du matin, 1 gr. de chloral toutes les deux heures, par la bouche.

Le 27, matin. — Température 38°,7, pouls 120°, la sueur est aussi abondante, les crises avaient éprouvé une petite rémission après minuit, ce matin elles se succèdent toutes les deux ou trois minutes. Somnolence.

Injection de 2 centigrammes de morphine, lavements contenant 1 gr. de chloral, toutes les deux heures.

A trois heures du soir, le malade expire au milieu d'une violente crise.

L'autopsie a été faite le 29. L'eschare gauche avait une profondeur de plus de 2 centimètres, l'eschare droite était un peu moins profonde. Toutes deux étaient arrondies et offraient un diamètre de 5 centimètres.

La moelle était un peu congestionnée.

Le rein gauche était volumineux, blanchâtre à la surface, il offrait, en un mot, les caractères qui le rapprochaient du gros rein blanc.

Était-ce la néphrite parenchymateuse qui prédominait sur la néphrite interstitielle? telle est l'impression que les coupes macroscopiques nous ont laissée, l'examen histologique n'ayant point été fait.

Le rein droit était d'un volume normal, mais il était très congestionné, rouge, saignant à la coupe.

RÉFLEXIONS. — Nous voyons dans l'observation qui précède un des exemples les plus frappants de la marche des traumatismes légers chez les albuminuriques. Ici l'albumine a été cherchée de propos délibéré et trouvée.

Le tétanos, qui est survenu chez cet albuminurique, a offert tous les caractères du tétanos traumatique vulgaire.

L'état du malade n'a point influencé sur les symptômes ordinaires du tétanos.

Étant donné ces lésions rénales, il est certain qu'elles ont précédé de beaucoup l'apparition des eschares.

Dans quelques cas donc, la marche des traumatismes pourra révéler au clinicien une albuminurie symptomatique d'une lésion rénale jusqu'alors ignorée.

Observation III

Observation d'ulcère des jambes chez les albuminuriques
(Par M. Cartaz (1).

Dans le courant de l'été 1875, un de mes amis me pria de voir un malade atteint d'une plaie de jambe qu'il ne pouvait guérir. Il s'agissait d'un homme d'une soixantaine d'années, porteur d'un ulcère assez vaste de la région antéro-externe et moyenne de la jambe droite. Cet ulcère avait débuté vers le commencement de l'année par une petite écorchure et le malade n'avait fait jusqu'alors aucun traitement suivi. L'ulcère avait près de 10 centimètres d'étendue, présentait une surface à bourgeons pâles, grisâtres, à bords calleux, sans qu'il y eut de varices, tout au moins, de varices superficielles.

Un pansement au chlorure de chaux (liqueur de Labarraque) amena une modification assez rapide comme propreté et aspect, de la surface de l'ulcère, mais la cicatrisation ne fit pas de progrès pendant quinze jours d'une application méthodique.

A tout hasard et sans qu'il y eut soupçon avéré de syphilis, j'administrai successivement l'iodure de potassium, puis le traitement mixte sans aucun succès. Les bandelettes de diachylon, le vin aromatique, l'alcool n'avaient pas non plus grand résultat. J'essayai alors la compression ouatée, le lendemain le malade me faisait appeler pour un gonflement du pied ; je craignais d'avoir trop serré le bandage, mais le malade me dit qu'à plusieurs reprises, il avait eu, à la suite de fatigues, les pieds un peu enflés.

Je demandai à examiner les urines, et j'y trouvai un dépôt assez abondant d'albumine. Je songeai dès lors à une relation de l'ulcère avec l'état pathologique des reins, et je soumis le malade au régime lacté, aidé de quelques purgatifs doux. Je continuai à maintenir l'ouate en comprimant moins fort, et, dès le sixième jour du traite-

1. *Bulletin de la Société clinique*, année 1877, p. 29 et suiv.

ment, l'ulcère bien modifié, paraissait entrer en voie de cicatrisation. Au bout d'un mois, la guérison était en bonne voie ; l'ulcère avait diminué de plus de cinq centimètres. Je perdis malheureusement de vue à cette époque le malade appelé pour affaires en Espagne et je n'ai pas eu de ses nouvelles depuis.

Tout incomplète qu'elle soit par l'absence de constatation d'un résultat définitif, cette observation me paraît témoigner d'une façon précise en faveur de l'influence d'une lésion rénale sur la marche et la durée de l'ulcère. Jusqu'au moment où l'état des urines fut modifié par le traitement et où la quantité d'albumine diminua sans cependant disparaître complètement, l'ulcère resta rebelle aux traitements ordinaires. Au contraire, il se transforma rapidement quand un régime approprié eut changé l'état général.

Je suis d'autant plus porté à admettre dans ce cas une relation de cause à effet que j'ai recueilli, pendant mon internat dans les hôpitaux de Lyon, une observation d'ulcère rebelle chez un albuminurique, la voici résumée:

Observation IV

(Deuxième observation de M. Cartaz).

J. Duchène, journalier, 42 ans, entre à l'Hôtel-Dieu de Lyon, salle Saint-Louis, n° 3, le 13 décembre 1869. D'une constitution scrofuleuse, cet homme a vu débuter, il y a six ans, un ulcère de la jambe droite qui acquit une certaine étendue, mais guérit bien.

Il y a cinq ans, à la suite de bains froids, il fut pris de douleurs de reins, puis d'un œdème partiel, et plus tard généralisé qui le détermina à entrer dans le service de M. Boudet ; il y resta deux mois.

L'urine fut reconnue albumineuse, et l'on porta le diagnostic de mal de Bright.

Pendant ce temps, l'ulcère était revenu, et malgré diverses médications employées, il a augmenté rapidement. Aujourd'hui, il présente l'état suivant : ulcère de la jambe droite, s'étendant sur presque toute la surface antérieure de la jambe, offrant en haut une largeur de 4 centimètres et à la base s'étalant jusqu'à atteindre 13 centimètres.

Bords anfractueux, taillés à pic, zône inflammatoire étendue.

Depuis son entrée à l'hôpital, réapparition de l'œdème, avec alternatives de mieux, réapparition des douleurs.

La vue est trouble par moments, mais il n'y a pas d'amblyopie vraie et ces troubles ne sont que passagers. Toux assez fréquente, crachats muqueux. Un peu d'hypertrophie thyroïdienne. Les urines n'ont pas varié comme quantité, elles sont très claires, contiennent une notable quantité d'albumine ; on y trouve également des cylindres fibrineux et des cellules épithéliales déformées.

Rien à l'examen ophthalmoscopique.

Traitement. — Potion avec 10 gouttes de perchlorure de fer, 20 gr. de sirop d'ergotine. Vin de quinquina. Le 6 janvier, l'ulcère de la jambe se cicatrise. Le 2 février, il n'a plus qu'une étendue de 0,07 sur 0,03 de large. L'albumine est toujours fort abondante.

2 mars. — L'ulcère étant à peu près complètement cicatrisé, le malade est envoyé dans une salle de médecine ; l'albuminurie est toujours assez prononcée.

Je trouve dans les leçons cliniques de Paget, récemment traduites en français, la relation d'un troisième fait qui se rapproche de ceux que je viens de citer :

OBSERVATION V

Une pauvre femme qui, dix ans auparavant, avait eu la jambe amputée au-dessous du genou pour un ulcère chronique, vint avec l'autre membre si ulcéré, et mettant tant d'obstacles à ses pauvres moyens d'existence qu'elle me pria de l'amputer à son tour. Après beaucoup d'essais inutiles pour améliorer ou pallier son état, j'enlevai le membre et alors vous vîtes comment, de semaine en semaine, le moignon resta non guéri et comment, quoiqu'elle fût délivrée de ses douleurs et remplie d'espérance jusqu'à la fin, elle devint de plus en plus faible et œdémateuse et mourut. Il existait une maladie granuleuse avancée des reins avec urine albumineuse (Paget, *Leçons cliniques*, p. 43).

Ces faits me paraissent assez démonstratifs, chez le premier malade, la lésion rénale n'est pas très avancée ; aussitôt que l'état des reins se modifie, que les troubles sécrétoires s'atténuent, la marche de l'ulcère se transforme et la guérison survient. Chez le malade de M. Paget, au contraire, les lésions sont profondes, le malade est dans des conditions de santé générale mauvaises ; aussi, l'ulcère reste inguérissable, récidive en quelque sorte sur le moignon et marche de pair avec les progrès de la cachexie.

Un point intéressant serait d'étudier la pathogénie de cette variété d'ulcère ; les faits que j'ai observés sont trop peu nombreux pour que je puisse faire choix d'une opinion. Todd admet que l'empoisonnement urémique du sang trouble la nutrition des tissus, et les prédispose à une dégénérescence rapide. Les modifications chimiques que subirait l'urée, d'après Frerichs, sa transformation en carbonate d'ammoniaque, en feraient un agent irritant local, je crois qu'il y a lieu de tenir compte de plusieurs facteurs : d'une part, l'œdème et les troubles circulatoires locaux, d'autre part, l'altération de constitution du sang et l'accumulation d'urée en plus ou moins grande abondance, probablement un état de dégénérescence du système artério-capillaire. Rayer admet en plus une disposition phlogistique spéciale.

Je le répète, je ne veux ni ne peux, pour le moment, élucider ce point de pathologie, j'ai tenu seulement à présenter des faits qui m'ont paru intéressants, et qui peuvent appeler l'attention d'autres observateurs, me proposant de revenir sur ce sujet dans un prochain travail (1).

OBSERVATION VI

Traumatisme léger chez un brightique, par M. le Dʳ Bouilly, chirurgien des hôpitaux (2).

Un homme vigoureux, en apparence bien constitué, entre à la Pitié, service de M. le professeur Verneuil, pour une légère excoriation de la jambe gauche.

Cette excoriation date déjà de plusieurs jours. Elle est recouverte d'une suppuration grisâtre peu abondante ; les bords de la plaie sont le point de départ de rubans de lymphangite qui remontent le long de la cuisse, et l'extrémité inférieure de la jambe et le pied sont le siège d'un œdème très prononcé.

Quelques jours avant ce léger accident, cet homme s'était senti malaise ; en le pressant de questions, nous apprîmes qu'à cette époque, il avait travaillé longtemps exposé à la pluie, qu'après ce travail il avait senti quelques frissons, que son urine lui avait paru rouge, sanguinolente, que sa face était devenue bouffie et pâle, et que c'était dans ces conditions inférieures de santé qu'il avait éprouvé un léger traumatisme à la jambe gauche.

Nous fîmes de suite l'examen de l'urine, elle contenait une proportion énorme d'albumine.

1. Cartaz. *Loc. cit.*
2. Thèse de Paris, page 29.

Malgré le repos absolu au lit, malgré des pansements méthodiques, cette plaie resta sans tendance à la guérison, toujours sur le point de se compliquer de lymphangite. Le malade fut envoyé dans un service de médecine, et ce n'est qu'après un long traitement de son affection rénale, et quand l'albumine eut très notablement diminué dans l'urine, et après la disparition de l'œdème, que la plaie de la jambe se cicatrisa.

CHAPITRE IV

INFLUENCE DU TRAUMATISME SUR LA MARCHE ET LES ACCIDENTS DU MAL DE BRIGHT

Le traumatisme exerce-t-il une influence pathologique sur les phénomènes propres à l'albuminurie? C'est là une question à laquelle nous ne pouvons répondre d'une façon directe.

A en juger par ce qu'on observe chez les goutteux, les rhumatisants et autres diathésiques, on serait porté à croire que les troubles dus à l'urémie devraient apparaître à l'occasion d'un traumatisme. Nous n'avons pas cependant de faits qui prouvent le bien fondé de cette opinion.

On a observé dans quelques cas une augmentation de l'albumine après une opération, tel a été le cas rapporté par M. Richardière.

Cette action aggravante du traumatisme sur la néphrite paraît d'autant plus acceptable que chez des individus prédisposés, mais bien portants en apparence, le traumatisme seul a suffi pour donner naissance à l'albuminurie, qui a persisté pendant toute son évolution, et qui a cessé avec lui. Ce fait est, à la vérité, exceptionnel.

Telle paraît être l'interprétation la plus simple du cas de M. Terrillon.

Mais, au point de vue de la pathologie générale, le mal de Bright ne peut être comparé à la goutte et au rhumatisme, maladies essentiellement paroxystiques, et dont les manifestations périphériques ont un siège d'élection, vers lequel elles se portent sous l'influence des causes les plus banales.

C'est plutôt avec le diabète qu'on doit comparer les modifications éprouvées par le mal de Bright à l'occasion des traumatismes. Ce sont des troubles de nutrition, aboutissant à la gangrène locale, et exposant, par la réaction fébrile qu'ils provoquent, dans certains cas, à des désordres plus grands du côté des viscères malades, et de l'état général qui en est la conséquence.

Lorsque la fièvre survient chez un individu bien portant, les accidents qu'elle détermine ne sont pas toujours nécessairement mortels ; mais il n'en est plus de même lorsqu'il s'agit d'un organisme miné par une maladie à tendance cachectique aussi accentuée : la résistance que les réactions normales opposent à la maladie est insuffisante, et le marasme ne tarde pas à apparaître.

CHAPITRE V

Autrefois, on était surpris de la marche et des terminaisons des certaines opérations faites pour des lésions pathologiques (1).

Des opérations identiques pratiquées sur des sujets du même âge et dans des conditions de milieux analogues étaient suivies d'une marche si différente que les cliniciens les plus consommés se déclaraient incapables d'en donner une explication satisfaisante.

C'est qu'en effet, les terrains sur lesquels portaient ces opérations étaient eux-mêmes différents. Et tel traumatisme qui, chez un individu bien portant, suivait une marche naturelle vers la cicatrisation, chez un autre, au contraire, était suivi d'accidents les plus graves. C'est grâce aux études faites sur ce sujet qu'on est parvenu à pouvoir faire connaître la véritable cause des accidents dont on ne soupçonnait même pas l'origine.

Aussi, lorsque les chirurgiens, par des études de pathologie générale, se sont occupés plus sérieusement des maladies intercurrentes et des indications qui en découlent,

---

1. Nous parlons des lésions pathologiques, parce que ce sont celles dans lesquelles le problème est le plus simplifié, puisqu'on n'a pas à faire la part de la gangrène due à l'attrition des tissus et aux autres désordres qui peuvent accompagner les grands traumatismes.

on les a vus agir avec plus de prudence et rejeter absolument certaines interventions, qui n'auraient constitué qu'un succès opératoire immédiat, mais dont jamais le malade n'aurait pu bénéficier.

Il arrive souvent qu'on s'aperçoit de l'existence de l'albuminurie après de grandes opérations, et l'on a alors à regretter de ne pas avoir évité un échec par un examen plus complet, qui aurait certainement révélé la cause des accidents contre lesquels malheureusement on est le plus souvent impuissant.

L'observation suivante présentée récemment au Congrès d'Alger par M. Richardière, interne des hôpitaux, en est un exemple.

OBSERVATION VII

Amputation de la jambe chez un malade atteint de néphrite interstitielle. Gangrène du moignon, par M. Richardière (1) interne des hôpitaux de Paris.

Le sujet, âgé de 65 ans, d'une bonne santé habituelle, présentait depuis dix-huit mois une ostéoarthrite suppurée des deux pieds avec fusées dans les gaînes tendineuses ; lésions tuberculeuses aux deux sommets, urines un peu albumineuses ; athérôme artériel, pas de lésions cardiaques.

Amputation de la jambe droite au tiers inférieur, perte de sang médiocre (100 grammes) ; pansement de Lister avec une réunion. Au quatrième jour, gangrène du moignon, *augmentation de la quantité d'albumine dans l'urine*. Elimination lente de l'eschare, mauvais état général, somnolence, puis coma. Mort six semaines après l'opération. Depuis celle-ci l'état du pied gauche s'était aggravé.

Autopsie. — Lésions tuberculeuses très peu étendues au sommet

1. *Gazette hebdomadaire* du 6 mai 1881, p. 284.

des deux poumons. Cœur normal, athérome artériel très marqué. Néphrite interstitielle double avancée avec les lésions parenchymateuses habituelles concomitantes.

M. Terrillon a présenté au Congrès de l'Association française pour l'avancement des sciences une observation qui, quoique moins probante que celle qu'on vient de lire, n'en doit pas moins être citée ici.

M. Verneuil (1) présente au nom de M. Terrillon chirurgien des hôpitaux, une observation destinée à éclairer sur les rapports des lésions traumatiques avec l'albuminurie.

Observation VIII

Il s'agit d'un jeune homme de 29 ans qui, se trouvant en état d'ivresse, fit une chute et se cassa l'avant-bras. Mais il existait une petite plaie communiquant avec le foyer de la fracture. Un délire alcoolique violent éclate, un phlegmon diffus se déclare, la face s'œdématie, et l'on découvre dans les urines une quantité massive d'albumine.

Néanmoins M. Terrillon se décide à pratiquer l'amputation.

Après l'opération, divers accidents se déclarent du côté de la plaie.

Mais voilà que sous l'influence d'une violente crise d'urémie survenue environ un mois après l'amputation, tous les accidents disparaissent, la fièvre diminue, le malade se rétablit promptement et l'albumine ne se retrouve plus dans les urines.

M. Verneuil est heureux de citer cette observation, car elle rend un peu moins sombre qu'il ne le croyait aupara-

1. *Compte-rendu de l'Association française*, pour av. sc., 1876, p. 714.

vant lui-même l'avenir destinée aux albuminuriques affectés de lésions chirurgicales.

Mais M. Verneuil ne se dissimule pas qu'il faut juger ces cas avec une grande réserve, car qui prouve, en effet, que l'albumine, dans le fait de M. le Dr Terrillon, préexistait à la lésion traumatique ?

Aussi ne nous hâtons pas de porter un pronostic trop favorable avant que de nouvelles observations nettes et précises viennent confirmer ces espérances.

Cette communication a été suivie de la discussion suivante, d'un grand intérêt.

M. Leudet attache une sérieuse importance à la grande quantité de l'albumine, car c'est précisément dans les albuminuries aiguës ou peu avancées qu'on observe ces proportions massives. C'est un point sur lequel il sera bon d'insister dans les observations qu'on aura plus tard à recueillir.

La suppression d'une albuminurie à la suite d'une amputation est aussi importante à noter, car le fait vient contredire l'opinion de Rosenstein, qui prétend que l'amputation d'un gros membre entraîne presque toujours l'albuminurie.

M. Nivet cite à l'appui de l'observation de M. Terrillon un fait tiré de sa pratique, où il lui fut donné de voir chez une malade qui avait dû subir une application de forceps fort laborieuse, et, malgré une énorme quantité d'albumine, les suites de couches se passées de la façon la plus simple et la plus innocente.

M. Dagrève recommande surtout l'examen histologique des dépôts de l'urine, examen qui seul peut renseigner d'une façon certaine sur la date de l'albuminurie.

Comme on le voit, cette présentation a suscité une discussion dans laquelle plusieurs chirurgiens, entre autres M. le professeur Verneuil, ont cru devoir faire des réserves. Il est certain que l'examen des urines n'ayant point été fait avant l'accident, on peut donner à cette observation une interprétation différente de celle à laquelle s'est arrêté le chirurgien qui l'a recueillie.

On sait, depuis les remarquables travaux de Rosenstein et de plusieurs autres pathologistes, que les grands traumatismes peuvent déterminer, soit une albuminurie passagère, soit même le mal de Bright, et nous ne voyons rien dans le récit fait par M. Terrillon qui soit da nature à prouver que l'albuminurie ait précédé le traumatisme. D'ailleurs, les suites si bénignes de l'opération plaident en faveur de notre opinion.

Si nous ne craignions de nous écarter de notre sujet, nous ajouterions que des recherches récentes ont prouvé que l'albuminurie pouvait avoir pour origine des accidents traumatiques, tels que fracture du fémur etc.

Observation IX

Écrasement du pied droit. Ulcération de la cicatrice du talon. Résection partielle, puis extirpation totale du calcanéum. Amputation de jambe au tiers inférieur; albuminurie chronique (Par M. Maurice Letulle, interne des hôpitaux) (1).

B... 32 ans, eut en 1871 le pied écrasé par une roue de voiture, la peau du talon fut le siège d'une large plaie qui mit huit mois à se cicatriser. Au bout de quelques mois, la cicatrice correspondant à la face inférieure du calcanéum commença à s'ulcérer ; enfin le 27 sep-

1. *Progrès médical*, 1876, page 731.

tembre 1873, M. Trélat pratique une résection partielle du calcanéum, dont la face inférieure était le siège d'une périostite chronique.

Au bout d'un an environ, l'ulcération de la cicatrice, qui avait récidivé rapidement, ne permettait plus au malade de marcher. M. Trélat se décide à l'ablation totale du calcanéum (fin de 1874). Le malade guérit rapidement par ankylose du pied, à angle obtus sur la jambe ; il put marcher sur l'extrémité antérieure des métatarsiens. La cicatrice résultant de cette opération ne tarda pas à s'ulcérer et le malade rentrait à l'hôpital au commencement de l'année 1876.

On trouve au moment de son entrée (avril 1876), au milieu de la région postérieure du pied, une cicatrice fibreuse, épaisse, adhérant profondément aux surfaces osseuses, au centre de laquelle on aperçoit un point osseux recouvert par une ulcération rosée, dont les bourgeons un peu fongueux laissent sourdre un pus séreux peu abondant. Cette saillie osseuse paraît appartenir au bord postérieur de l'astragale immobile sous le tibia.

Les mouvements du cou de pied sont impossibles, les orteils se fléchissent assez bien. Quelques douleurs sourdes mais non continues dans la cicatrice ; l'état général est assez bon. Toutefois, on apprend que depuis l'âge de dix-huit ans, le malade par instants, éprouve de violentes palpitations, surtout à l'occasion de grands efforts. Souvent léger œdème des pieds, surtout le soir.

On essaie quelques greffes épidermiques ; deux greffes prennent sur le sommet même de la saillie osseuse. Toutefois, pendant que le centre de l'ulcère se cicatrise, les bords se creusent peu à peu ; quelques douleurs continues s'établissent dans la plaie. L'urine offre tous les caractères d'une albuminurie chronique ; quantité considérable d'albumine. Cylindres hyalins.

24 mai. — Amputation de jambe au tiers inférieur, lambeau postérieur, torsion des artères. Sous l'influence du chloroforme délire violent, agitation.

Examen du pied amputé. — La peau du pied, au niveau de la cicatrice résultant de l'ablation du calcanéum, est très adhérente aux tissus sous-jacents. On dissèque cette peau, et on constate que la saillie osseuse signalée plus haut est constituée, en effet, par le bord postérieur de l'astragale immobilisé dans une légère flexion sur la jambe, en sorte que l'avant pied forme avec la jambe un angle obtus à sinus antérieur. On trouve les deux nerfs plantaires qui sont absolument enserrés dans la peau cicatricielle et qu'on dissèque fort difficilement ; ils passent de chaque côté de l'ulcération de la peau, mais n'ont pas de rapports immédiats avec la plaie ; l'artère tibiale postérieure est également comprise dans le tissu de cicatrice. Les tendons du jambier postérieur et du fléchisseur commun des orteils se perdent dans la cicatrice, leurs synoviales de glissement n'existent plus. Le tendon du fléchisseur propre du gros orteil se trouve incomplètement soudé à son canal fibreux au niveau de la cicatrice ; sa synoviale est incomplètement soudée à la face plantaire ; cependant, on retrouve le tendon et sa synoviale, mais immobile et ne servant plus à rien.

Les muscles de la région plantaire s'attachent au tissu de cicatrice qui comble la cavité inférieure de l'astragale. On arrive facilement à dénuder cet os : sa face articulaire calcanéenne a son aspect normal, quand le tissu fibreux de cicatrice est enlevé; sa face tibio-péronière est incomplètement soudée aux surfaces du tibia et du péroné, on retrouve cependant un rudiment de synoviale en avant et en arrière, au niveau des bords antérieur et postérieur du tibia.

29 mai. — Quatre jours après l'opération, les neuf fils de suture sont enlevés. La réunion primitive se fait cependant dès le 4 juin, une hémorrhagie veineuse apparaît sans cause connue, bientôt les cicatrices des fils s'ulcèrent et les deux extrémités du moignon, qui avait été traversé par un tube à drainage, mettent un temps considérable à se cicatriser.

13 juin. — Un petit abcès périostique se montre au niveau du bord antérieur du tibia dans le moignon même. Le 15, un décollement du lambeau se montre et la fluctuation se reconnaît à la partie postérieure du moignon, on passe un tube à drainage qui reste quinze jours.

Enfin, ce n'est que le 15 juillet que le malade peut être considéré comme guéri complètement.

L'albuminurie persiste toujours très marquée, et le malade très-impressionnable n'est enfin rassuré sur son état que le jour où on lui permet de sortir et de marcher.

Réflexions. — Cette observation est intéressante à plusieurs titres : 1° l'ulcération persistante et progressive de la cicatrice cutanée résultant d'une plaie par écrasement ; 2° les nombreuses opérations tentées contre cet accident de si longue durée et toujours sans résultat favorable ; 3° l'albuminurie chronique méconnue pendant quatre ans, et qui pourrait sans doute expliquer le travail ulcératif de la cicatrice ; 4° le peu de vitalité de la région cicatricielle, dont la peau était continuellement pressée contre la saillie osseuse de l'astragale ; 5° enfin, les doutes qui doivent subsister au point de vue de la guérisen définitive, quoique aujourd'hui, deux mois après la cicatrisation absolue, l'état local du moignon soit excellent.

CHAPITRE VI

DANS QUELS CAS L'INTERVENTION CHIRURGICALE EST-ELLE
JUSTIFIÉE CHEZ LES BRIGHTIQUES?

Toutes les fois qu'une communication sur là question que nous traitons a été faite à une société savante, on ne manque jamais de demander, à titre de conclusion, dans quelle limite sera renfermée l'action du chirurgien. C'est qu'en effet, toute la question est là.

Il ne nous servirait de rien de connaître le rapport entre l'albuminurie et le traumatisme si, étant en présence, soit d'un accident chirurgical, soit d'une lésion pathologique chez un néphrétique, notre ligne de conduite n'était pas toute tracée, au moins dans les cas les plus simples.

La source la plus ordinaire des indications est sans doute l'existence d'un accident compromettant la vie à bref délai. A cette catégorie d'indications, il faut ajouter, dans la première période de l'albuminurie, les opérations très simples et celles qui suppriment une cause de dépérissement.

Il ne viendra à l'esprit d'aucun praticien de rejeter la saignée en présence d'une éclamptique albuminurique, par crainte de voir apparaître des complications autour de la plaie. Et la raison en est bien simple, c'est que, se priver de la saignée dans ce cas, serait s'exposer à rester impuissant en face d'accidents souvent mortels.

Nous en dirons autant chaque fois qu'il s'agira d'une opération destinée à assurer une des grandes fonctions, comme, par exemple, la trachéotomie dans l'œdème de la glotte d'origine brightique.

Dans les cas que nous venons de citer, on n'a pas le choix de l'intervention, celle-ci s'impose, et par conséquent il faut agir.

Pour les affections pathologiques qui ne peuvent guérir sans opération, mais dans lesquelles on a devant soi une période indéterminée plus ou moins longue, on devra toujours commencer par traiter l'albuminurie.

Il peut résulter de cette pratique que la lésion locale soit modifiée favorablement sous l'influence de ce traitement, mais, en tous cas, on se met dans les meilleures conditions opératoires pour le moment où il faudra intervenir.

Dans l'albuminurie gravidique, le régime lacté a une si heureuse influence que, lorsqu'on y soumet les femmes enceintes de bonne heure, on peut éviter les accidents consécutifs aux déchirures et autres traumatismes qui surviennent pendant l'accouchement.

Ce traitement a aussi l'avantage de prévenir les métrorrhagies de la délivrance, si communes et si graves chez les albuminuriques.

On n'attendra pas de nous de passer en revue tous les traumatismes, et les lésions pathologiques qui peuvent à un moment donné nécessiter une opération ; nous ne possédons pas toutes les observations nécessaires, et cette étude perdrait complètement à être traitée d'une façon théorique.

Sur cinq éclamptiques du service de M. le Dr Gombault, dont trois ont guéri, on n'a observé aucune complication à la suite de la saignée du bras.

En poursuivant notre enquête, nous sommes arrivé au chiffre de onze femmes éclamptiques ayant subi la saignée ; six de ces femmes ont guéri et aucune de ces six malades n'a éprouvé le moindre accident du côté de la plaie de la saignée.

Aussi, pensons-nous que cette opération pourra être impunément pratiquée chez les éclamptiques, à la condition de prendre les précautions ordinaires en ce qui concerne la propreté de l'instrument et les soins consécutifs.

CHAPITRE VII

DES TRAUMATISMES CHEZ LES ALBUMINURIQUES D'ORIGINE
GRAVIDIQUE, SCARLATINEUSE ET DIPHTHÉRITIQUE

La grossesse physiologique a été considérée par quelques auteurs comme une période quasi-pathologique. Ne s'est-on pas laissé aller à trop généraliser, a-t-on tenu suffisamment compte de la nature complexe des cas sur lesquels on a étayé des conclusions un peu hâtives ? Cela est possible, mais il nous est interdit de discuter une question qui sortirait manifestement de notre domaine.

Nous attirerons seulement l'attention sur les cas de grossesse compliquée d'albuminurie ; ici, nous sommes certain que l'intervention chirurgicale doit être ajournée toutes les fois que l'urgence ne s'imposera pas d'une façon inévitable. Ce précepte s'applique aussi à la puerpéralité qu'on peut limiter à trois ou quatre mois après l'accouchement.

Parmi les accidents liés à la grossesse et à l'accouchement, qui nécessitent souvent une intervention opératoire, nous signalerons les végétations d'origine gravidique et les fistules vésico-vaginales.

Dans la première affection, il y a un motif thérapeutique d'abstention, c'est l'efficacité même du traitement non sanglant. Quant aux fistules vésico-vaginales, les cliniciens sont unanimes à rejeter toute intervention dans les quatre premiers mois qui suivent l'accouchement.

Les organes génitaux (ce qu'on a appelé la zône génitale) et le péritoine conservent une très grande susceptibilité morbide pendant cette période. Intervenir serait s'exposer à voir succomber ces malades à une lymphangite utérine ou à une péritonite suppurée.

Si déjà, en l'absence de l'albuminurie, la grossesse et la puerpéralité contre-indiquent formellement ces opérations, *a fortiori* devra-t-on s'abstenir lorsqu'il sera avéré que cet élément morbide viendra compliquer le problème clinique.

Nous concluons donc en disant que, dans ces circonstances, le mieux est de ne pas employer de procédé opératoire, et de remettre à une meilleure époque toute intervention non urgente.

Au nombre des opérations obstétricales urgentes sont comprises celles qu'on pratique dans le but de provoquer l'accouchement pour combattre l'éclampsie avant le travail, et les manœuvres tendant à abréger la durée du travail, quand la vie de la mère ou de l'enfant est en danger.

M. Polaillon a présenté dernièrement à la Société de chirurgie (1) une malade atteinte d'un cancer du sein opérée pendant la grossesse. Les suites ont été très heureuses, la gestation n'en a été nullement influencée ; la malade n'était point albuminurique.

Pour ce qui concerne les kystes de l'ovaire et l'ascite compliquant la grossesse et en entravant la marche, plu-

___

1. Séance du 25 mai 1881.

sieurs opérations de Spencer-Wels (1) prouvent que le succès peut couronner ces tentatives un peu hardies.

L'albuminurie scarlatineuse et diphthéritique surviennent dans le cours de maladies tellement graves qu'elles ne peuvent intéresser, qu'à titre de renseignements commémoratifs, le chirurgien appelé à traiter certains accidents de la convalescence.

1. De Valcourt. *L'ovariotomie pratiquée sur les femmes enceintes* (*Gazette médicale de Paris*, 1877, p. 369).

CONCLUSIONS

1° L'albuminurie durable, en enlevant aux tissus leur résistance vitale, les prédispose à des inflammations gangréneuses ;

2° Les traumatismes légers peuvent suffire pour déterminer ces accidents ;

3° Dans quelques circonstances, les traumatismes exercent une influence directe sur l'état général et aggravent l'affection rénale ;

4° Les indications opératoires devront être sérieusement pesées chez les brightiques, puisque chez eux il y a des contre-indications spéciales ;

5° Lorsque les circonstances le permettront, il faudra commencer par traiter l'albuminurie, et n'opérer que si celle-ci s'améliore ;

6° L'albuminurie gravidique étant essentiellement curable, la conduite du chirurgien se trouve toute tracée : opérer quatre ou cinq mois après l'accouchement, alors que l'albuminurie et la puerpéralité n'influent plus sur le pronostic opératoire ;

7° Si l'opération ne peut être ajournée après l'accouchement, soumettre les malades à la diète lactée et ne les opérer que lorsque l'albuminurie se sera modifiée favorablement;

8° Les opérations obstétricales proprement dites ne sont pas contre-indiquées d'une façon générale chez les albuminuriques gravidiques.

BIBLIOGRAPHIE

Rayer. — Traité des maladies des reins (Paris 1840).

Blot. — Thèse de doctorat, 1849.

Marchal (de Calvi). — Gazette des hôpitaux, 1852. Compt. rend. Acad. des sc., 1853.

Chevers. — Guy's hospital reports.

Gubler. — Dict. encyc. T. II.

Verneuil. — Gazette des hôpitaux, 1869.

Paget. — Leçons de clinique chirurgicale.

Zantiotis. — Thèse de Paris, 1869.

Berger. — Thèse d'agrégation, 1875.

Bouilly. — Thèse de Paris, 1877, et Arch. gén. méd., 1877 et 1878.

Terrillon. — Congrès Ass. franc. pour l'avancement des sciences, 1876.

Cuffer. — Thèse de doctorat, 1878.

Cartaz. — Société clinique, 1877.

Imbert-Gourbeyre. — Mémoires à l'Acad. de méd., 1856.

Cornillon. — Thèse de Paris, 1872.

TABLE

Imp. A. DERENNE, Mayenne. — Paris, boulevard Saint-Michel, 52.